ÉTUDE

SUR

LA GLOBULAIRE

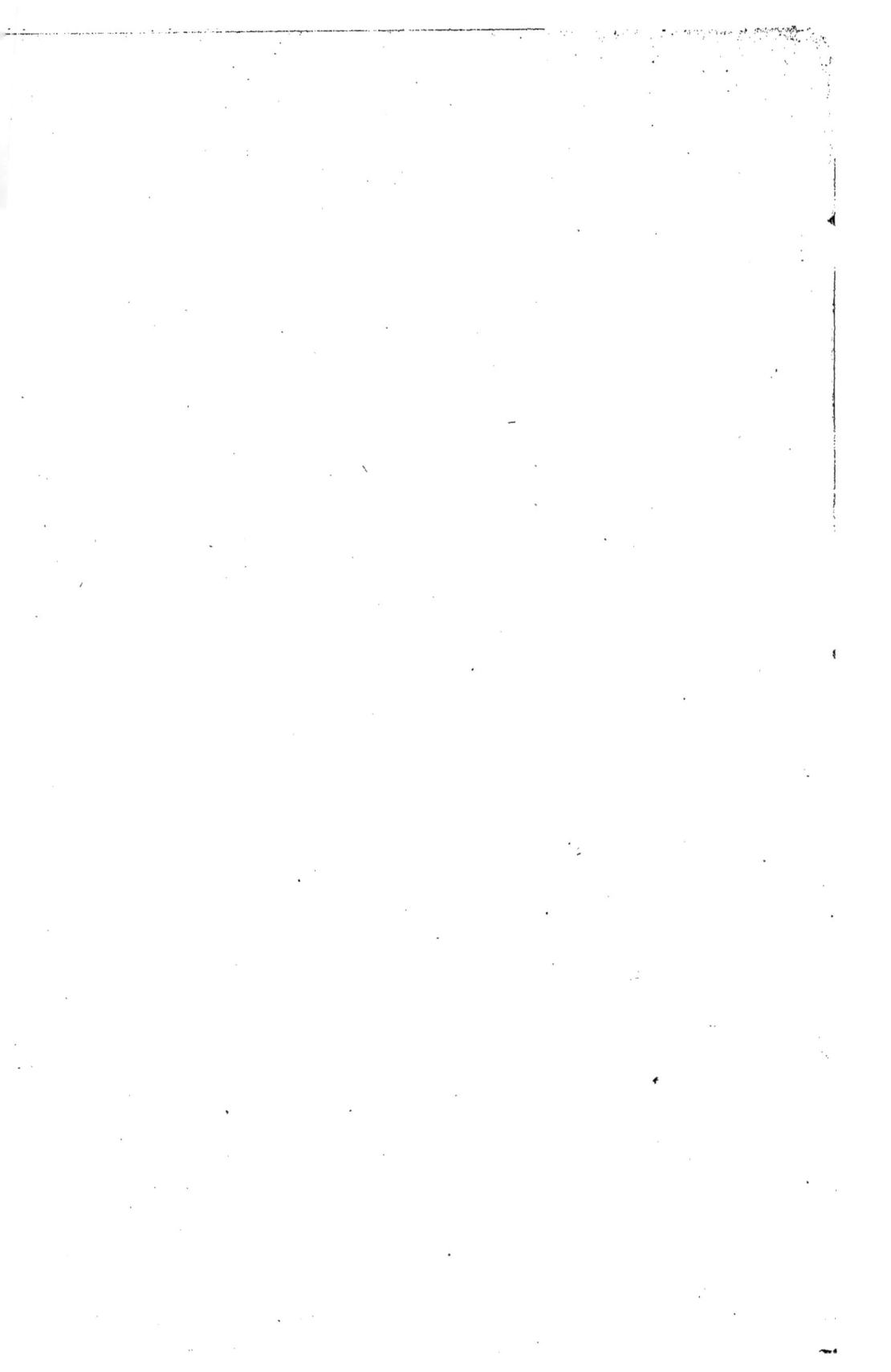

ÉTUDE

SUR

LA GLOBULAIRE

PAR

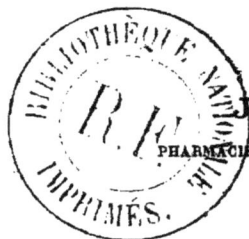

JACQUÈME, César

PHARMACIEN A MARSEILLE, DOCTEUR EN MÉDECINE

———

(Mémoire couronné au concours du Comité pour l'année 1875).

MARSEILLE

TYPOGRAPHIE ET LITHOGRAPHIE CAYER ET Cᵉ
Rue Saint-Ferréol, 57.

—

1875

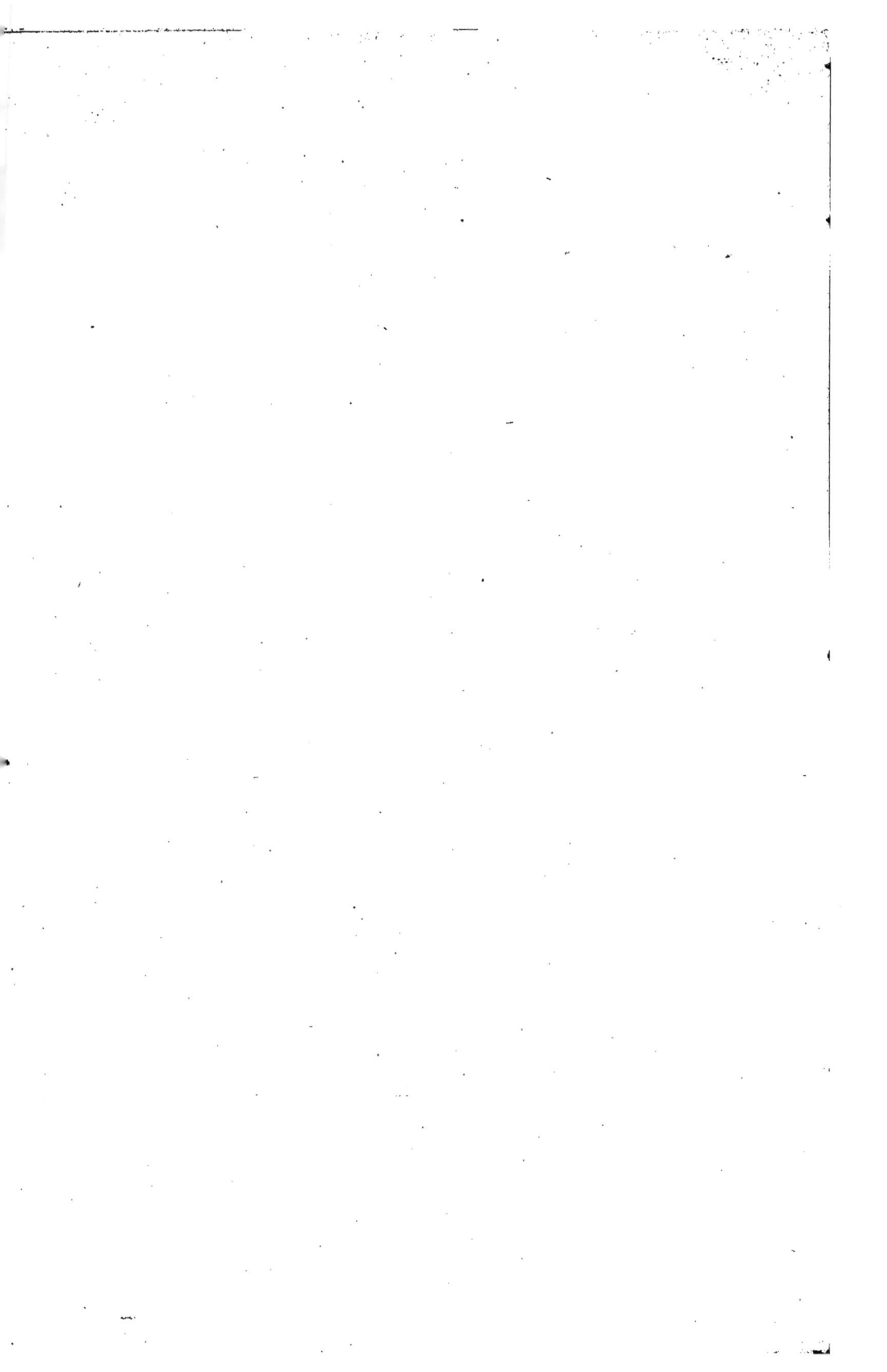

ÉTUDE SUR LA GLOBULAIRE

PAR

M. JACQUÈME, pharmacien à Marseille

(Mémoire couronné au concours du Comité pour l'année 1875).

Analyse des principes immédiats végétaux. — Analyse de la globulaire turbith ou séné des Provençaux.

Par analyse des principes immédiats d'un végétal, on entend une opération ayant pour objet la séparation, à l'état de pureté, des composés organiques formant la base de ce végétal. La somme des corps séparés doit être égale au poids du végétal soumis à l'analyse. Les matières minérales mêmes, que l'on dose dans les cendres, après une calcination prolongée, devraient être ajoutées à chacun des principes immédiats donnés par l'analyse; car dans un végétal, tout est organisé, et ces matières minérales, que l'on trouve dans le creuset, étaient, sans aucun doute, combinées aux principes vivants, tels que l'albumine, la cellulose, le sucre et autres matières analogues.

Mais s'il est facile de séparer l'acide sulfurique de la potasse, c'est-à-dire de faire une analyse inorganique, les difficultés sont beaucoup plus grandes lorsqu'il s'agit de faire une analyse immédiate, c'est-à-dire de séparer tous les principes organiques de feuilles ou de semences. Dans le premier cas, on peut soumettre impunément le sulfate de potasse à l'action des réactifs les plus énergiques, tandis que, dans le second cas, le peu de stabilité des combinaisons organiques force le chimiste à n'employer sur elles que des réactifs neutres et souvent de simples dissolvants, tels que l'eau, l'éther et l'alcool. Ces substances ayant la propriété de dissoudre tel principe immédiat à l'exclusion de tout autre, sont d'un grand secours pour le chimiste, dans l'analyse organique. Ainsi, il se sert de l'eau pour dissoudre les matières sucrées, gommeuses et amylacées; de l'éther, pour les matières grasses, les résines et les matières camphrées; de l'alcool, pour les mêmes matières que l'éther, mais surtout pour les résines. Quant aux composés organiques, acides et basiques, il peut les séparer au moyen de réactifs minéraux basiques et acides. Les acides chlorhydrique et sulfurique dilués lui serviront à l'extraction des alcalis végétaux; la potasse, l'ammoniaque et la chaux, à l'extraction des acides. Beaucoup d'autres composés minéraux sont employés aux mêmes usages : ce sont surtout des sels de plomb et de mercure.

Avant de soumettre les parties végétales à l'action des dissolvants et des réactifs, il faut leur faire subir une préparation. Il faut d'abord les débarrasser de toutes les matières étrangères qui les souillent, de la terre surtout, et ensuite les priver de leur eau de végétation. Les feuilles seront exposées à la chaleur d'une étuve, le plus souvent sans leur faire subir une division, mais les racines seront préalablement divisées en rondelles, d'autant plus minces que leur diamètre sera plus grand.

Les parties végétales sèches sont ensuite pulvérisées et divisées en deux parties : une partie est calcinée dans une capsule de platine et sert au dosage des matières minérarales; la seconde, placée dans un appareil spécial, est épuisée par les dissolvants et sert à la détermination des substances organiques. Telle est, en résumé, la méthode d'analyse ordinairement suivie.

Mais dans ces dernières années on a essayé, avec beaucoup de succès, la dialyse, d'abord pour séparer les matières cristallisables de celles qui ne le sont pas, et ensuite les matières incristallisables entre elles. Un mot sur les principes qui servent de base à cette méthode, méthode dont nous nous sommes servi pour séparer les corps immédiats qui constituent les feuilles de la globulaire turbith.

Étant donnée une dissolution saline, ou plus généralement un liquide contenant une substance cristallisable, si on la place dans un tube de verre fermé à la partie inférieure par du papier parchemin, et qu'ensuite on suspende ce tube dans de l'eau pure, il suffit de quelques heures, vingt-quatre heures au plus, pour que la substance cristalline se soit rendue, à travers la membrane, dans l'eau extérieure, laissant derrière elle toutes les matières non cristallisables, telles que la gomme, la gélatine, etc. ; ces dernières matières sont retenues par la membrane, ou ne la traversent que dans une mesure infiniment restreinte. Telle est la dialyse inventée par Graham. Mais cette inégalité de diffusion, qui permet ici de séparer les matières cristallisables des matières incristallisables, permet encore de séparer entre elles, et les matières cristallisables et les matières incristallisables.

La dialyse peut par conséquent être d'un grand secours au chimiste, pour la séparation des principes organiques.

Quelle est cette force qui régit tous les corps liquides et qui sert de base à la dialyse? Qu'est-ce que la diffusion? C'est une force attractive qui se développe par la juxtaposition de molécules dissemblables ou de molécules similaires, prises dans des états physiques différents. La diffusion est toujours constituée par deux courants, et le libre exercice de ces courants n'est pas empêché par l'intermédiaire des membranes ou des cloisons poreuses qui caractérisent les faits d'endosmose, à la condition que ces membranes ou cloisons soient perméables aux liquides, non pas par filtration même sous pression, mais par simple imbibition. Les membranes ou cloisons ne sont pas, selon M. Dubrunfaut, le siége d'une force particulière qui serait la cause du phénomène; ces intermédiaires consomment toujours une proportion, plus ou moins grande de travail mécanique développé par la force de diffusion, et c'est ce travail transformé qui produit, dans les faits d'endosmose, l'inégalité des courants, qui donne elle-même naissance aux mouvements d'endosmose négative ou positive. On a comparé le papier parchemin à une espèce de crible, à travers lequel passent plus facilement les molécules les plus ténues. En effet, les substances colloïdes ont, en général, un équivalent élevé et un volume atomique considérable; c'est le contraire qui a lieu pour les cristalloïdes; et les moins diffusibles parmi eux sont ceux qui correspondent au plus grand volume atomique : tel est l'iode, qui est moins diffusible que le soufre. C'est en mettant à profit cette inégalité de diffusion, que nous avons pu séparer les composés organiques des feuilles de la globulaire turbith.

Globulaire. — Séné des Provençaux.

Le procédé qui vient d'être décrit a été appliqué à la séparation des principes immédiats qui composent les feuilles de la globulaire turbith, surnommée séné des Provençaux.

Un mot sur l'histoire botanique de cette plante.

La famille des globulariées est formée du seul genre *globularia*. Cinq espèces différentes habitent le littoral méditerranéen : Ce sont :

1° La globulaire commune. — *Globularia vulgaris.*
2° La globulaire à tiges nues. — *Globularia nudicaulis.*
3° La globulaire à feuilles en cœur. — *Globularia cordifolia.*
4° La globulaire naine. — *Globularia humilima.*
5° La globulaire turbith. — *Globularia alypum.*

On ne trouve aux environs de Marseille que trois de ces espèces : 1° la globulaire commune, dans les collines de Montredon ; 2° la globulaire naine, à Notre-Dame-des-Anges ; 3° la globulaire turbith, dans presque tous les bois de pins.

La famille des globulariées a été placée par de Candolle après la famille des labiées, dans la classe des corolliflores. Ces plantes, quelques-unes herbacées, mais le plus grand nombre formant de petits arbrisseaux, habitent les terrains montagneux et calcaires de l'Europe méridionale et tempérée et des iles de l'Océan Atlantique.

Les fleurs de ces plantes sont bleues, rarement blanches, en capitule dense, sur un réceptacle convexe, pourvu de paillettes. Ce capitule, ayant une forme sphéroïdale, a valu à ces plantes le surnom de boulette.

Les feuilles, nombreuses, sont alternes et souvent disposées en rosette sur la tige.

Les fleurs sont hermaphrodites, irrégulières. Le calice est persistant à cinq divisions égales. La corolle est bilabiée; la lèvre inférieure, beaucoup plus développée que la lèvre supérieure, est déjetée en arrière; elle présente trois divisions égales. La lèvre suppérieure est à peine apparente; elle est constituée par un seul lobe et quelquefois deux.

Les étamines, excertes, au nombre de quatre, sont insérées sur la corolle et sur un même plan.

Les anthères sont bilobés; ils s'ouvrent par une fente longitudinale, opposée à l'insertion du filet.

L'ovaire est libre, uniloculaire, à un ovule; le style est simple, à stigmate bifide; le fruit est un akose ovoïde, entouré par le calice.

Tels sont les caractères botaniques de la famille des globulariées et de son unique genre *globularia*. La différence des espèces repose sur la conformation des feuilles et leur insertion sur la tige.

L'examen microscopique de la globulaire turbith nous a fourni un fait digne de remarque. L'épiderme inférieur et l'épiderme supérieur de ces feuilles sont dépourvus de chlorophylle; ils présentent tous les deux des stomates; les cellules hexagonales qui entourent ces stomates et qui avec elles composent l'épiderme, renferment chacune un seul cristal volumineux, occupant environ un tiers du volume de la cellule.

Ces cristaux ont la forme de prismes droits à base rhomboïdale. Ils sont peu solubles dans l'eau, insolubles dans l'alcool, l'eau alcoolisée et l'éther. L'acide chlorhy-

drique faible, une solution étendue de soude caustique
ne les attaquent pas. Ces cristaux présentent tous les caractères du sulfate de chaux. Ils se trouvent seulement
dans les cellules épidermiques, car on ne les voit ni dans
le parenchyme des feuilles ni dans le corps des tiges.

L'analyse a donné pour les feuilles fraîches de la globulaire turbith les chiffres suivants :

100 parties de feuilles contiennent :

Eau de végétation....	52,525
Matières constituantes.	44,600
Cendres.............	2,875
	100,000

Les cendres se divisent en :

Substances solubles dans l'eau 0,800)
Substances insolubles .... 2,075 } 2,875

Les substances solubles ont une réaction fortement alcaline; ce sont des carbonates de potasse et de soude en
majeure partie et des chlorures de ces deux bases.

Les substances insolubles sont de la chaux carbonatée,
du sulfate et du phosphate de chaux et du fer.

Les matières constituantes organiques se divisent en :
1. Substances solubles dans l'eau .... 16,15)
2. Substances solubles dans l'eau et l'alcool. 7, » } 44,6
3. Cellulose et matières ligneuses .... 21,45)

Nous n'avons pas à nous occuper des matières celluloriques et ligneuses, matières inertes servant de support
et d'enveloppe aux matières actives, toutes insolubles dans
l'eau. Il suffira par conséquent de soumettre à la dialyse
une décoction dans l'eau de feuilles de globulaire.

. Voici les résultats de cette opération :

250 grammes de feuilles sèches de globulaire sont traitées par 500 grammes d'eau distillée bouillante. On maintient l'ébullition pendant un quart-d'heure, et on laisse macérer pendant quatre heures environ.

La décoction du volume de 250 centimètres cubes est d'une couleur brun foncé et d'une saveur amère très forte. Elle est soumise à la dialyse; le vase renfermant le dialyseur contient 250 centimètres cubes d'eau distillée.

1. — Douze heures après, le liquide du vase extérieur devient légèrement jaunâtre, sa saveur est un peu amère. Evaporé à siccité, il laisse une matière du poids de 2 grammes 920. Cette matière est en grande partie composée de lamelles volumineuses de sulfate de chaux et de masses cristallines mamelonnées de bimalate de chaux. L'alcool dissout le bimalate de chaux et laisse insolubles les cristaux de sulfate de chaux. Ce mélange calciné laisse un résidu peu abondant, ce qui prouve que l'acide malique domine les autres substances. Le résidu de la calcination ne présente pas de réaction alcaline; il fait effervescence avec les acides et précipite par l'oxalate d'ammoniaque et par le chlorure de baryum. On ne trouve dans ce résidu ni sel de potasse ni sel de soude; sans doute ces substances, retenues dans des combinaisons organiques incristallisables, ne peuvent pas traverser le dialyseur aussi facilement que les sels de chaux que le microscope nous a montré libres de toute combinaison. La matière amorphe qui accompagne ces cristaux est amère; c'est une faible partie de la globularine ayant traversé le dialyseur.

2. On place de nouveau dans le vase extérieur 250 c. c. d'eau distillée et on laisse le liquide dialyser pendant 48

heures. Les 250 c. c. d'eau distillée sont alors soumis à l'évaporation. Le résidu égale 9 grammes 360 milligr. Il est entièrement composé de globularine, principe amer contenu dans les feuilles soumises à l'analyse.

3. Le liquide resté dans le dialyseur a presque complètement perdu son amertume. Évaporé à siccité, il laisse un résidu dont le poids == 28 grammes 195 milligr. Ce liquide additionné d'acide sulfurique, se trouble et laisse précipiter une matière résineuse pulvérulente que l'on ne peut retenir sur le filtre. Cette matière, insoluble dans l'éther, est très soluble dans l'eau et l'alcool ; c'est une résine appelée globularésine. Par conséquent, au moyen de la dialyse, nous avons pu séparer, sans leur faire subir aucune modification :

1 = une matière cristalline ;
2 = une matière amère, globularine ;
3 = une matière résineuse, globularésine.

La matière cristalline est un mélange de sulfate de chaux et de bimalate de chaux. Le sulfate de chaux est sans doute identique à celui que nous avons signalé dans les cellules épidermiques ; ce corps présente, dans l'un et l'autre cas, la même forme cristalline. Ce sulfate de chaux est le résultat de la transformation du carbonate de chaux en sulfate en présence du sulfate de potasse, transformation dont le résultat final est du sulfate de chaux, qui cristallise dès sa formation à cause de son peu de solubilité, et, enfin, du carbonate de potasse qui entre ainsi plus facilement en combinaison avec les principes organiques.

La globularine, passée à travers le dialyseur, réduit la liqueur cupro-potassique ; elle se dissout entièrement

dans l'acide azotique concentré avec dégagement de vapeurs rutilantes. Cette solution n'est pas précipitée par
l'addition d'eau distillée. Cette solution se colore en rouge
par l'ammoniaque et donne un précipité jaune par la
soude caustique. La globularine produit sur la langue
une sensation d'amertume très prononcée, mais non
persistante. Cette substance a été étudiée par M. Walz
d'une manière particulière. Elle a été placée par ce chimiste parmi les glucosides, c'est-à-dire parmi les substances qui ont la propriété de se dédoubler en glucose et
en un ou plusieurs produits nouveaux sous l'influence des
ferments, des acides ou des bases.

La globularésine restée dans le dialyseur est précipitée
de sa solution par l'acide sulfurique étendue. Cette résine
se dissout entièrement dans l'acide azotique concentré avec
dégagement de vapeurs rutilantes. Cette solution, addi-
tionnée d'eau distillée, donne un précipté jaune abondant qui se réunit à la partie supérieure du liquide. Ce
précipité est amorphe, il se dissout dans la soude et l'ammoniaque en prenant une coloration rouge. La globularésine est insipide; elle possède une odeur assez agréable.

Telle est l'histoire botanique et chimique de la globulaire turbith. Quelle est son histoire physiologique?

De Garidel, botaniste provençal du XVIII° siècle, parle,
dans son *Histoire des plantes croissant aux environs d'Aix*,
du genre *globularia*. Il en distingue trois espèces qu'il
appelle : 1. *globularia vulgaris;* 2. *globularia humilima;* 3.
globularia fructicosa ou *tridentata.* « Cette espèce, dit-il,
est assez commune dans notre terroir, principalement
dans le quartier du Prigon, par où passe le grand che-
min de Rians, du Tholonet, proche la métairie de feu
M. le doyen de Saint-Marc, du Colombier et du Mon-
taiguez. »

Cette troisième espèce, dont parle Garidel, est le *globu-laria alypum*. Viennent ensuite l'appréciation de différents auteurs et les siennes propres sur les usages et propriétés thérapeutiques de la globulaire. « M. Lemery, dit-il, assure que la première espèce de globulaire, ici marquée, est vulnéraire, détersive et résolutive ; la troisième et dernière espèce est un violent purgatif. Lobet et Pena, dans leurs mémoires, assurent que c'est à cause des violentes tranchées et des évacuations excessives qu'elle produit que cette plante a été nommée *herbe terrible*. On emploie à cet usage les feuilles, les fleurs et les semences de cette plante. J'ai connu des paysans qui ont pris la poudre au poids d'un gros sans en être fort incommodés. Feu M. Pitton, très savant médecin de notre ville, et assez connu dans la république des lettres par les divers ouvrages qu'il a donnés au public, m'a assuré qu'il avait vu prendre l'infusion de deux gros dans un demi-verre d'eau à plusieurs paysans de Saint-Chamas, où il exerçait pour lors la médecine, sans que pourtant ils en ressentissent aucune superpurgation. C'est peut-être l'excès de la dose que l'on prenait anciennement qui a rendu l'usage de cette plante si suspect aux médecins. Charles de l'Escluse ou Clusius nous apprend que les empiriques de l'Andalousie en donnaient avec succès la décoction aux vérolés. Cet auteur célèbre ne parle nullement d'aucune superpurgation, ce qui donne lieu de croire que ce n'est que la trop grande quantité qui produisait les méchants effets qu'on lui attribue ; ce que l'on doit aussi attendre de presque toute sorte de purgatifs donnés dans une dose immodérée ; peut-être qu'en nous rendant ce remède un peu plus familier, nous reconnaîtrons dans la suite qu'il n'est rien moins que ce qu'on a cru jusqu'à présent : *Idcirco usus illius ad experientiæ incudem revocari debet.* »

Depuis Garidel, il a été reconnu que les feuilles de globulaire constituaient un purgatif plus doux et moins désagréable que les feuilles de séné. On prend les feuilles à la dose de dix à vingt grammes, que l'on fait bouillir pendant quelque temps, un quart-d'heure environ, afin de permettre à la globularésine, principe purgatif, de se dissoudre. En Algérie, cette décoction est employée à la guérison de la fièvre intermittente. Faut-il attribuer cette propriété fébrifuge aux évacuations produites par le principe purgatif ou bien au principe amer de la globularine? On pourrait, dans ce but, expérimenter simultanément ces deux substances, la dialyse nous permettant de les séparer d'une manière facile et sans leur faire subir aucune altération moléculaire.

On emploie encore les feuilles de globulaire pour guérir la constipation opiniâtre causée par la sciatique. Dans ce cas, on l'administre tous les matins pendant plusieurs jours à la dose de dix grammes dans un verre d'eau.

L'expérience nous a prouvé qu'un gramme de globularésine, quantité environ contenue dans dix grammes de feuilles sèches, suffit pour procurer un effet purgatif assez prononcé, tandis qu'un gramme de globularine était sans effet sur le tube digestif.

En résumé, il résulte de ce travail : 1. que la globularésine peut être considérée comme le principe actif des feuilles de globulaire ; 2. que cette substance possède des propriétés physiologiques et chimiques qui ont beaucoup de rapport avec les propriétés de la cathartine, principe purgatif du séné ; 3. que la dialyse permet de la débarrasser des composés cristallins et d'un glucoside amer, la globularine, qui l'accompagnent.

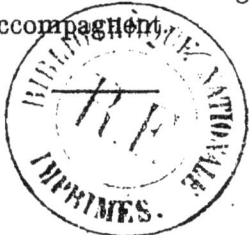

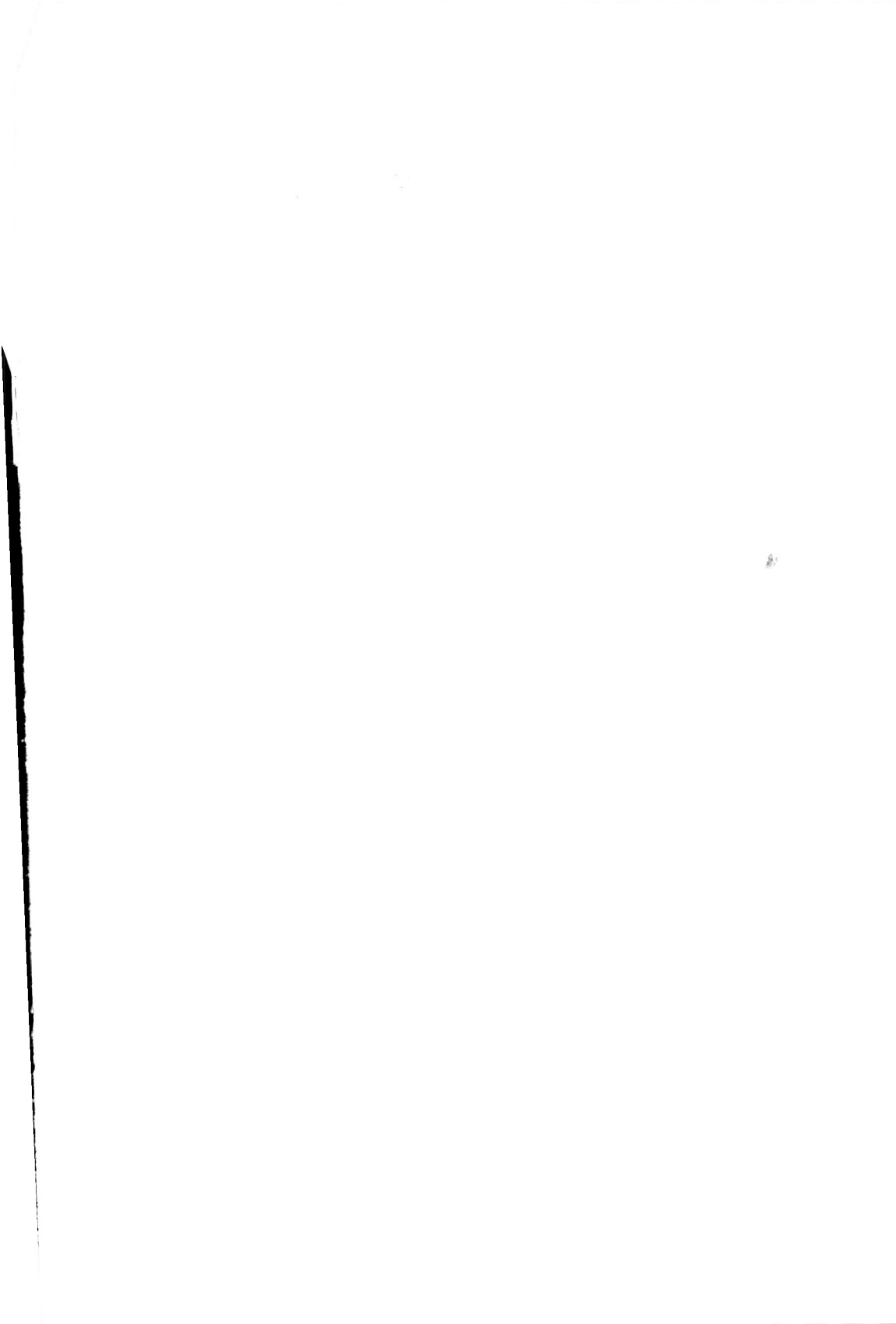

www.ingramcontent.com/pod-product-compliance
Lightning Source LLC
Chambersburg PA
CBHW050416210326
41520CB00020B/6628